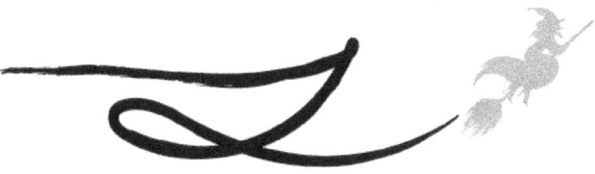

THIS JOURNAL BELONGS TO

DATE [ ]　　**TIME** [:]

NAME/INFORMATION/PURPOSE

[ ]

INGREDIENTS

[ ]

INSTRUCTIONS

[ ]

NOTES, DRAWINGS AND/OR SKETCHES

OUTCOME/SUCCESS

DATE ☐ **TIME** ☐ : ☐

NAME/INFORMATION/PURPOSE

INGREDIENTS

INSTRUCTIONS

NOTES, DRAWINGS AND/OR SKETCHES

OUTCOME/SUCCESS

DATE **TIME** :

NAME/INFORMATION/PURPOSE

INGREDIENTS

INSTRUCTIONS

NOTES, DRAWINGS AND/OR SKETCHES

OUTCOME/SUCCESS

DATE ⬚ **TIME** ⬚ : ⬚

NAME/INFORMATION/PURPOSE

INGREDIENTS

INSTRUCTIONS

NOTES, DRAWINGS AND/OR SKETCHES

OUTCOME/SUCCESS

DATE [ ] **TIME** [:]

NAME/INFORMATION/PURPOSE

INGREDIENTS

INSTRUCTIONS

NOTES, DRAWINGS AND/OR SKETCHES

OUTCOME/SUCCESS

DATE ☐ **TIME** ☐ : ☐

NAME/INFORMATION/PURPOSE

INGREDIENTS

INSTRUCTIONS

NOTES, DRAWINGS AND/OR SKETCHES

OUTCOME/SUCCESS

DATE **TIME** :

NAME/INFORMATION/PURPOSE

INGREDIENTS

INSTRUCTIONS

NOTES, DRAWINGS AND/OR SKETCHES

OUTCOME/SUCCESS

Date | **Time** :

Name/Information/Purpose

Ingredients

Instructions

NOTES, DRAWINGS AND/OR SKETCHES

OUTCOME/SUCCESS

Date | **Time** :

Name/Information/Purpose

Ingredients

Instructions

NOTES, DRAWINGS AND/OR SKETCHES

OUTCOME/SUCCESS

DATE [ ]　　**TIME** [:]

NAME/INFORMATION/PURPOSE

INGREDIENTS

INSTRUCTIONS

NOTES, DRAWINGS AND/OR SKETCHES

OUTCOME/SUCCESS

DATE   **TIME**   :

NAME/INFORMATION/PURPOSE

INGREDIENTS

INSTRUCTIONS

NOTES, DRAWINGS AND/OR SKETCHES

OUTCOME/SUCCESS

DATE □　　　**TIME** □ : □

NAME/INFORMATION/PURPOSE

INGREDIENTS

INSTRUCTIONS

NOTES, DRAWINGS AND/OR SKETCHES

OUTCOME/SUCCESS

DATE **TIME** :

NAME/INFORMATION/PURPOSE

INGREDIENTS

INSTRUCTIONS

NOTES, DRAWINGS AND/OR SKETCHES

OUTCOME/SUCCESS

DATE ☐ **TIME** ☐ : ☐

NAME/INFORMATION/PURPOSE

☐

INGREDIENTS

☐

INSTRUCTIONS

☐

NOTES, DRAWINGS AND/OR SKETCHES

OUTCOME/SUCCESS

DATE ☐ **TIME** ☐ : ☐

NAME/INFORMATION/PURPOSE

INGREDIENTS

INSTRUCTIONS

NOTES, DRAWINGS AND/OR SKETCHES

OUTCOME/SUCCESS

DATE ☐ **TIME** ☐ : ☐

NAME/INFORMATION/PURPOSE

INGREDIENTS

INSTRUCTIONS

NOTES, DRAWINGS AND/OR SKETCHES

OUTCOME/SUCCESS

DATE ☐ **TIME** ☐ : ☐

NAME/INFORMATION/PURPOSE

INGREDIENTS

INSTRUCTIONS

Notes, Drawings and/or Sketches

Outcome/Success

DATE [ ] **TIME** [:]

NAME/INFORMATION/PURPOSE

INGREDIENTS

INSTRUCTIONS

NOTES, DRAWINGS AND/OR SKETCHES

OUTCOME/SUCCESS

DATE ☐ **TIME** ☐ : ☐

NAME/INFORMATION/PURPOSE

INGREDIENTS

INSTRUCTIONS

NOTES, DRAWINGS AND/OR SKETCHES

OUTCOME/SUCCESS

DATE   **TIME**   :

NAME/INFORMATION/PURPOSE

INGREDIENTS

INSTRUCTIONS

NOTES, DRAWINGS AND/OR SKETCHES

OUTCOME/SUCCESS

DATE [   ]   **TIME** [:   ]

NAME/INFORMATION/PURPOSE

[   ]

INGREDIENTS

[   ]

INSTRUCTIONS

[   ]

NOTES, DRAWINGS AND/OR SKETCHES

OUTCOME/SUCCESS

DATE ☐ **TIME** ☐ : ☐

NAME/INFORMATION/PURPOSE

INGREDIENTS

INSTRUCTIONS

NOTES, DRAWINGS AND/OR SKETCHES

OUTCOME/SUCCESS

DATE [ ]   **TIME** [:]

NAME/INFORMATION/PURPOSE

INGREDIENTS

INSTRUCTIONS

NOTES, DRAWINGS AND/OR SKETCHES

OUTCOME/SUCCESS

DATE [ ] **TIME** [:]

NAME/INFORMATION/PURPOSE

INGREDIENTS

INSTRUCTIONS

NOTES, DRAWINGS AND/OR SKETCHES

OUTCOME/SUCCESS

DATE [　　　] **TIME** [　:　]

NAME/INFORMATION/PURPOSE

INGREDIENTS

INSTRUCTIONS

NOTES, DRAWINGS AND/OR SKETCHES

OUTCOME/SUCCESS

DATE [ ] **TIME** [:]

NAME/INFORMATION/PURPOSE

INGREDIENTS

INSTRUCTIONS

NOTES, DRAWINGS AND/OR SKETCHES

OUTCOME/SUCCESS

DATE [ ] **TIME** [:]

NAME/INFORMATION/PURPOSE

INGREDIENTS

INSTRUCTIONS

NOTES, DRAWINGS AND/OR SKETCHES

OUTCOME/SUCCESS

DATE [   ]   **TIME** [:   ]

NAME/INFORMATION/PURPOSE

INGREDIENTS

INSTRUCTIONS

NOTES, DRAWINGS AND/OR SKETCHES

OUTCOME/SUCCESS

DATE [ ] **TIME** [:]

NAME/INFORMATION/PURPOSE

INGREDIENTS

INSTRUCTIONS

NOTES, DRAWINGS AND/OR SKETCHES

OUTCOME/SUCCESS

DATE _____ **TIME** _____ : _____

NAME/INFORMATION/PURPOSE

INGREDIENTS

INSTRUCTIONS

NOTES, DRAWINGS AND/OR SKETCHES

OUTCOME/SUCCESS

DATE [ ] **TIME** [:]

NAME/INFORMATION/PURPOSE

INGREDIENTS

INSTRUCTIONS

NOTES, DRAWINGS AND/OR SKETCHES

OUTCOME/SUCCESS

DATE [ ] **TIME** [:]

NAME/INFORMATION/PURPOSE

INGREDIENTS

INSTRUCTIONS

NOTES, DRAWINGS AND/OR SKETCHES

OUTCOME/SUCCESS

DATE [ ] **TIME** [:]

NAME/INFORMATION/PURPOSE

INGREDIENTS

INSTRUCTIONS

NOTES, DRAWINGS AND/OR SKETCHES

OUTCOME/SUCCESS

DATE ☐   **TIME** ☐ : ☐

NAME/INFORMATION/PURPOSE

INGREDIENTS

INSTRUCTIONS

NOTES, DRAWINGS AND/OR SKETCHES

OUTCOME/SUCCESS

DATE [ ] **TIME** [:]

NAME/INFORMATION/PURPOSE

INGREDIENTS

INSTRUCTIONS

NOTES, DRAWINGS AND/OR SKETCHES

OUTCOME/SUCCESS

DATE [ ] **TIME** [:]

NAME/INFORMATION/PURPOSE

INGREDIENTS

INSTRUCTIONS

NOTES, DRAWINGS AND/OR SKETCHES

OUTCOME/SUCCESS

DATE ☐ **TIME** ☐ : ☐

NAME/INFORMATION/PURPOSE

INGREDIENTS

INSTRUCTIONS

NOTES, DRAWINGS AND/OR SKETCHES

OUTCOME/SUCCESS

DATE ☐   **TIME** ☐ : ☐

NAME/INFORMATION/PURPOSE

INGREDIENTS

INSTRUCTIONS

NOTES, DRAWINGS AND/OR SKETCHES

OUTCOME/SUCCESS

DATE ☐ **TIME** ☐ : ☐

NAME/INFORMATION/PURPOSE

INGREDIENTS

INSTRUCTIONS

NOTES, DRAWINGS AND/OR SKETCHES

OUTCOME/SUCCESS

DATE ☐ **TIME** ☐ :

NAME/INFORMATION/PURPOSE

INGREDIENTS

INSTRUCTIONS

NOTES, DRAWINGS AND/OR SKETCHES

OUTCOME/SUCCESS

DATE ⬚   **TIME** ⬚ : ⬚

NAME/INFORMATION/PURPOSE

INGREDIENTS

INSTRUCTIONS

NOTES, DRAWINGS AND/OR SKETCHES

OUTCOME/SUCCESS

DATE ☐ **TIME** ☐ : ☐

NAME/INFORMATION/PURPOSE

INGREDIENTS

INSTRUCTIONS

NOTES, DRAWINGS AND/OR SKETCHES

OUTCOME/SUCCESS

DATE [   ] **TIME** [:   ]

NAME/INFORMATION/PURPOSE

INGREDIENTS

INSTRUCTIONS

NOTES, DRAWINGS AND/OR SKETCHES

OUTCOME/SUCCESS

DATE _____ **TIME** ____ : ____

NAME/INFORMATION/PURPOSE

INGREDIENTS

INSTRUCTIONS

NOTES, DRAWINGS AND/OR SKETCHES

OUTCOME/SUCCESS

DATE [ ]   **TIME** [:]

NAME/INFORMATION/PURPOSE

INGREDIENTS

INSTRUCTIONS

NOTES, DRAWINGS AND/OR SKETCHES

OUTCOME/SUCCESS

DATE [ ]   **TIME** [:]

NAME/INFORMATION/PURPOSE

INGREDIENTS

INSTRUCTIONS

NOTES, DRAWINGS AND/OR SKETCHES

OUTCOME/SUCCESS

DATE ☐   **TIME** ☐ : ☐

NAME/INFORMATION/PURPOSE

INGREDIENTS

INSTRUCTIONS

NOTES, DRAWINGS AND/OR SKETCHES

OUTCOME/SUCCESS

DATE ☐　　　**TIME** ☐ : ☐

NAME/INFORMATION/PURPOSE

INGREDIENTS

INSTRUCTIONS

NOTES, DRAWINGS AND/OR SKETCHES

OUTCOME/SUCCESS

DATE ☐ **TIME** ☐ : ☐

NAME/INFORMATION/PURPOSE

INGREDIENTS

INSTRUCTIONS

NOTES, DRAWINGS AND/OR SKETCHES

OUTCOME/SUCCESS

DATE _____ **TIME** _____ : _____

NAME/INFORMATION/PURPOSE

INGREDIENTS

INSTRUCTIONS

NOTES, DRAWINGS AND/OR SKETCHES

OUTCOME/SUCCESS

DATE ☐ **TIME** ☐ : ☐

NAME/INFORMATION/PURPOSE

INGREDIENTS

INSTRUCTIONS

NOTES, DRAWINGS AND/OR SKETCHES

OUTCOME/SUCCESS

DATE [ ] **TIME** [:]

NAME/INFORMATION/PURPOSE

INGREDIENTS

INSTRUCTIONS

NOTES, DRAWINGS AND/OR SKETCHES

OUTCOME/SUCCESS

NOTES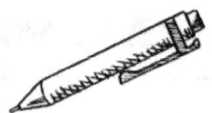

NOTES

NOTES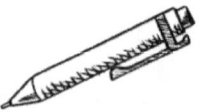

www.ingramcontent.com/pod-product-compliance
Lightning Source LLC
LaVergne TN
LVHW060141080526
838202LV00049B/4048